AF509356

LES ANCÊTRES

DE LA

SOCIÉTÉ DE MÉDECINE & DE CHIRURGIE

DE BORDEAUX [1]

Essai historique
sur la Société clinique de Santé et la Société
philanthropique de Santé, etc.
(1796-1798)

MESSIEURS,

Vous n'ignorez certainement pas que le décret du
15 septembre 1793 qui établissait trois degrés pro-
gressifs d'instruction, indépendamment des écoles pri-
maires, supprimait en même temps par son article 3
les Collèges de plein exercice, les Facultés de Médecine, des Arts et de Droit. Cette mesure, en ne la
jugeant qu'au point de vue spécial de la médecine,
eut à Bordeaux les effets les plus déplorables; le
Collège des Médecins et l'École de Chirurgie fermés,
il fallut tout le dévouement et toute l'énergie d'un
Moulinié et de quelques hommes qu'il sut grouper
autour de lui pour conserver à Bordeaux un reste
d'enseignement qui devint l'origine de l'École de Médecine. Nous avons déjà exposé les détails de cette
histoire dans l'ouvrage que nous avons publié l'an
dernier sur la Faculté de Médecine et l'Enseignement

---

[1] Travail lu à la Société de Médecine et de Chirurgie de Bordeaux,
dans la séance du 13 décembre 1889.

de la Médecine à Bordeaux et nous n'y reviendrons point aujourd'hui. Le but de notre étude est plus limité, nous voulons nous occuper seulement des Sociétés scientifiques qui se formèrent à Bordeaux dans les dernières années du XVIIIe siècle, c'est à dire des Sociétés médicales et de la Société d'Histoire naturelle.

Si le dévouement à la science et la bonne volonté de quelques médecins suffirent pour entretenir à Bordeaux, pendant les jours les plus sombres de notre histoire contemporaine, un foyer d'instruction médicale qui sut se faire tolérer et même protéger par les Proconsuls, il ne fallait pas songer à faire revivre une Société médicale analogue à la Société académique de Chirurgie de Bordeaux dont nous avons parlé ailleurs.

Ce ne fut que plus tard que les amis des sciences purent se réunir pour mettre en commun le fruit de leurs études et en discuter les points obscurs. C'est en l'an IV seulement que se créèrent presque simultanément à Bordeaux trois Sociétés scientifiques : la Société d'Histoire naturelle, la Société clinique de Santé, la Société philanthropique de Santé. Voici en quels termes s'exprime à cet égard, dans son prospectus, le premier journal scientifique publié à Bordeaux, le *Journal de Santé et d'Histoire naturelle* de Villers et Capelle :

Les esprits tourmentés par les malheurs révolutionnaires et pressés du besoin de s'instruire ont cherché des consolations et des lumières dans le sein des sciences et des arts. Une Société d'Histoire naturelle et deux Sociétés de Santé, formées à Bordeaux dans le cours de l'été dernier, sont une preuve frappante de cette vérité.

Le premier numéro du journal étant du 10 pluviôse an V (29 janvier 1797), c'est donc à l'été de l'an IV ou à 1796 que se rapporte la création de ces Sociétés.

Nous dirons, afin de ne pas l'oublier, que ces trois Sociétés avaient, par des délibérations particulières, promis au *Journal de Santé* la communication de leurs travaux.

Nous devrions peut-être limiter d'une manière absolue notre étude à l'histoire des Sociétés médicales, cependant nous croyons, pour être complet, devoir dire quelques mots de la Société d'Histoire naturelle, qui compta dans son sein un grand nombre de médecins : Capelle, Dutrouilh, Joncquet, Roger, Archbold, Betbeder, de Sèze, Tréyeran, etc. Cette Société se transforma, vers la fin de l'année 1797, en une Société des Sciences, Belles-Lettres et Arts, calquée sur le plan de l'Institut. Nous n'avons pas à rechercher quelle fut la durée de cette Société et quels furent ces travaux, ce serait sortir du cadre que nous nous sommes tracé et auquel nous avons hâte de revenir. Les lecteurs désireux de mieux connaître la Société d'Histoire naturelle n'auront qu'à parcourir les trois volumes du journal de Villers et Capelle.

Nous allons donc nous occuper de la Société clinique de Santé et de la Société philanthropique de Santé, créées presque simultanément à Bordeaux, en commençant par la Société clinique, la plus ancienne des deux.

Voici, si on peut s'exprimer ainsi, la déclaration de naissance de la Société; nous l'avons extraite des registres de l'Administration centrale du département, séance du 28 prairial an IV (16 juin 1796) :

La séance est ouverte, etc.

Lecture du procès-verbal de la séance précédente, etc.

Des citoyens se présentent, l'un d'eux, portant la parole, annonce que plusieurs citoyens, jaloux de perfectionner l'art de guérir, ont résolu de former une Société de Santé qui s'occupera principalement de venir au secours de l'indigence et de donner des consultations gratuites; ils viennent communiquer à l'Administration le règlement de cette Société.

Lecture en ayant été faite, le Président répond que l'Administration voit avec plaisir l'établissement d'une Société si utile à l'humanité et qu'elle concourra de tout son pouvoir à lui faciliter les moyens d'opérer le bien qu'elle se propose.

Un des citoyens présents demande que la Société soit autorisée à se réunir provisoirement dans la salle où l'Académie tenait ses séances publiques et où les malades pourront venir sans traverser les salles; il ajoute qu'il faudrait pour cela que le citoyen Cazalet fît retirer de cette salle les instruments de physique qui s'y trouvent en ce moment.

L'Administration arrête qu'il lui sera fait dès demain un rapport sur les diverses demandes faites par la Société et que l'administrateur du Bureau de la police générale, qui en demeure chargé, est invité à mettre sous ses yeux les différentes lois relatives à la suppression des Sociétés littéraires et académiques.

Président, Duplantier; Chalup, Partarrieu, Dufau, Castaignet, Administrateurs; Maugeret, Commissaire du Directoire exécutif; Pagès, Secrétaire en chef.

Voici maintenant la reconnaissance officielle de la Société; elle est extraite du même registre et porte la date du 16 messidor an IV (4 juillet 1796) :

ADMINISTRATION CENTRALE DU DÉPARTEMENT. — *Séance du 16 messidor an IV.* — Un membre fait un rapport sur la pétition présentée le 28 du mois dernier par plusieurs citoyens qui déclarent vouloir se former en Société de Santé, dans l'objet de venir au secours de l'indigence, de donner des consultations gratuites et de s'occuper des moyens d'étendre et de perfectionner l'art de guérir.

Après avoir donné lecture des règlements faits par cette Société, pour la police intérieure, ses relations et l'ordre de ses travaux, il propose de l'approuver et d'accorder provisoirement à la dite Société pour y tenir ses séances la salle du rez-de-chaussée de la ci-devant maison de l'Académie; il présente à cet effet un projet d'arrêté qui est adopté.

Le registre des arrêtés de cette époque étant perdu, nous n'avons pu le consulter.

Quels sont les médecins ou, comme on le disait alors, les officiers de santé qui composaient la Société clinique? Nous n'en connaissons que dix: Cazéjus, Guérin, Mestivier, Treyeran, Langhorne, Lapeyre, Carrié père et fils, Lamothe, Monbalon. Quels furent ses travaux? Nous n'en avons découvert aucun et nous ne saurions rien sur son compte, si une note insérée dans le *Journal de Santé* de Capelle ne nous avait donné l'éveil en nous faisant connaître l'ouverture d'un cours d'anatomie et d'opérations fait par Lapeyre, membre de la Société clinique; cette indication nous a permis de découvrir l'autorisation accordée par l'Administration pour l'ouverture de ce cours. Dans notre embarras, nous avons songé aux Archives de la Société de Médecine et nous avons été heureux d'y découvrir quelques lettres fort intéressantes, qui vont jeter un certain jour d'abord sur l'histoire de la Société clinique et en même temps sur celle de la Société médicale d'Émulation, que nous sommes obligé d'aborder en ce moment parce qu'elle se lie intimement à la première.

A s'en rapporter à la page 3 de l'Introduction placée en tête de la notice des ouvrages de la Société médicale d'Émulation de Bordeaux, il semble que Moulinié en fut le créateur; voici, en effet, les termes employés :

Cette Société dut son existence au désir qu'eut le professeur de l'École de Médecine d'augmenter l'émulation des élèves, de la fixer, pour ainsi dire, sur une base inébranlable. Des règlements sages furent rédigés; les étudiants les plus instruits et des praticiens furent désignés pour faire partie de la nouvelle réunion. On décerna

le titre de président à vie par acclamation au professeur
de l'École et bientôt la Société médicale d'Émulation fut
établie. Cette Société, vraiment philanthropique et qui
manquait à cette ville, ouvrit ses séances à l'École de
Médecine le 16 floréal an X.

Voici un texte formel et nous nous y sommes trompés nous-même en attribuant à Moulinié la création
de la Société médicale d'Émulation; pour être vrai, il
faut, au lieu de *création,* dire *restauration,* car la
Société d'Émulation fut établie en l'an VI, c'est à dire
en 1797, ainsi que nous allons le prouver. Voici, en
effet, ce qu'on lit à la page 173 du tome II du *Journal
de Santé* de Capelle, numéro de vendémiaire an VI :

Société d'Émulation en l'art de guérir. — Des jeunes
gens qui se destinent à professer l'art de guérir, viennent de se réunir en Société, pour recueillir les découvertes utiles, répéter les expériences sur lesquelles elles
sont étayées, discuter et analyser les faits pratiques et
les observations intéressantes.

Déjà ils ont ouvert une correspondance avec les deux
Sociétés de Santé établies à Bordeaux et ils en ont reçu
des réponses encourageantes. Ils ont invoqué les secours
instructifs de toute espèce que peuvent leur fournir les
praticiens de cette ville, et sans doute tous les hommes
zélés pour les progrès de l'art de guérir verseront sur eux
les lumières qu'ils ont acquises.

Ils se proposent d'organiser des cours d'instruction
sur toutes les parties de la science et plusieurs professeurs ont déjà répondu à leur vœu. Les citoyens Treyeran oncle et neveu, Lapeyre, Cazéjus et Abeillé leur ont
promis des leçons; ils ont même commencé l'exécution
de leurs promesses; un exercice public terminera ces
cours et des prix seront décernés aux plus habiles, etc.

Ce renseignement est confirmé de la façon la plus
éclatante par de très intéressantes lettres que nous
avons découvertes dans les Archives de la Société de

Médecine et que nous regrettons de ne pouvoir reproduire en entier, à cause de leur étendue.

Dans une première lettre sans date, les Membres de la Société d'Émulation, Treyeran jeune, Directeur; Belin de Ballu fils, Sous-Directeur; Lapeyre fils, Ferran, Brulatour, Bourdeyron, etc., s'adressent à la Société Clinique de Santé :

La Société d'Émulation, disent-ils après un long préambule, nous charge, Messieurs, de vous informer de son institution ; elle demande votre amitié, elle espère l'obtenir, elle espère que vous lui ferez part des faits, mémoires ou observations qui pourraient l'intéresser, elle-même s'impose cette obligation sacrée et vous prie de croire à tous les sentiments avec lesquels, etc.

La Société Clinique répondit à cette lettre le 22 fructidor an V (8 septembre 1797).

Elle remerciait la Société d'Émulation des sentiments qu'elle exprimait à son égard et terminait sa réponse par la phrase suivante :

Nous prenons l'engagement de seconder autant qu'il nous sera possible votre émulation pour la science et aucune occasion de nous acquitter à cet égard ne sera perdue, sans nous causer le regret d'avoir, en même temps, perdu celle de vous prouver tous les sentiments d'estime et d'attachement avec lesquels, etc.

Une nouvelle lettre de la Société d'Émulation, en date du 25 fructidor an V (10 septembre 1797), vient remercier la Société clinique de ses promesses et accompagne l'envoi d'un extrait de la délibération prise le 16 fructidor (2 septembre 1797).

Nous nous bornerons à reproduire ce document :

Extrait de la délibération de la Société d'Émulation en l'art de guérir. Séance du 16 fructidor an V (2 septembre 1797). — Un membre obtient la parole et dit :

Vous venez, Messieurs, de vous réunir en Société, sous les auspices des lois protectrices des arts et des sciences utiles. Les hommes éclairés ont vivement applaudi à cette institution, ils ont même vu avec plaisir s'élever un établissement aussi propre à l'encouragement des élèves qui se destinent à la médecine. Déjà vous comptez dans votre sein plus de quarante membres, tous animés du désir de l'instruction, tous animés du zèle de multiplier leurs connaissances par un travail constant et une application studieuse; ne pas répondre à leur empressement et bonnes dispositions serait le plus coupable des abus. Bordeaux renferme dans ses murs un grand nombre de chirurgiens illustres; trois vous sont particulièrement connus; ils n'ont négligé ni peines, ni soins, ni travail pour les progrès et la perfection de leur art; ils ont pleinement droit à votre estime et, sans doute, ils goûtent dans leur âme cette douce satisfaction que ne procurent ni les titres ni les honneurs, on sait de qui je veux parler. Le grand nombre des élèves qu'ils ont formé atteste la gloire de leurs noms, tant dans cette ville que dans les villes et départements voisins, et leur assure une place parmi les grands hommes que célèbre la reconnaissance publique. Prions-les donc, ces professeurs estimables, d'enhardir et de protéger notre Association naissante; prions-les (et les progrès de l'instruction le sollicitent) de nous faire des cours d'anatomie, de médecine opératoire et d'accouchements; qu'à la fin de leurs travaux il soit soutenu, sous leur direction, un exercice public et qu'il soit distribué des prix à ceux des élèves qui, à leur jugement, se seront distingués par des preuves certaines de leur intelligence et par le succès de leurs études; que leurs noms soient enfin placés en tête de nos registres et que la Société d'Émulation ne puisse compter de membres plus zélés et des praticiens plus éclairés.

Ce discours, quoique prononcé d'abondance, a été couvert d'applaudissements, et la Société, persuadée de son insuffisance pour faire les cours d'anatomie, de médecine opératoire et d'accouchements et en sentant

leur indispensable nécessité, délibère les articles sui-
vants :

Article premier. — MM. Treyeran, Lapeyre et
Cazéjus, membres de la Société clinique, seront priés de
faire des cours d'anatomie, de médecine opératoire et
d'accouchements, affectés aux membres de la Société
d'Émulation séant à l'École centrale.

Art. 2. — Il leur sera alloué des honoraires.

Art. 3. — A la fin des cours, il sera soutenu un exercice public et des prix seront distribués à ceux des
élèves qui se seront distingués par une application
constante.

Art. 4. — Cet exercice est dédié à la Société clinique
de Santé; elle est juge du concours.

Art. 5. — Il sera, en conséquence, remis des sommes
suffisantes entre les mains du Caissier, tant pour le
paiement des honoraires que pour les achats des prix
qui devront être distribués.

Pour copie conforme :
Daney, Secrétaire général.

L'extrait suivant de la séance du 25 fructidor de la
Société clinique a trait à la lettre que nous venons de
reproduire.

On fait lecture d'une lettre de la Société d'Émulation
par laquelle on fait l'envoi d'une délibération men-
tionnée ci-dessus, dans laquelle l'invitation faite aux
citoyens Treyeran et Lapeyre pour des cours d'anatomie
et d'opérations s'étend aussi au citoyen Cazéjus pour un
cours d'accouchements; la Société applaudit au zèle que
témoignent pour s'instruire les membres de la Société
d'Émulation, et elle se félicite de voir que ses vues pour
l'utilité publique se trouvent si bien secondées par l'empressement des élèves, parce qu'elle ne fait pas de doute
que dans le cas où les étudiants en l'art de guérir ne
seraient pas membres de la Société d'Émulation, cette
Société ne les vît tous avec plaisir participer à l'avantage
des cours faits au sein de la Société clinique, qui ne
peuvent être que publics.

Les citoyens Treyeran et Lapeyre font part d'une délibération de la Société d'Émulation par laquelle ces citoyens sont invités à faire des cours d'anatomie et d'opérations, et ils observent que, quoique infiniment flattés de tout ce qu'a de satisfaisant pour eux l'invitation qu'ils reçoivent, ils n'ont pas voulu prendre d'engagements sans la participation de la Société, vis-à-vis de laquelle ils se croient déjà engagés depuis qu'elle se propose de faire faire par ses membres des cours publics sur les différentes parties de l'art de guérir, et ils attendent son avis pour y conformer la réponse qu'ils doivent faire à cette invitation.

La Société voit avec plaisir qu'il est possible de concilier ses intentions avec les désirs de la Société d'Émulation.

Un article de cette délibération porte qu'il sera alloué des honoraires aux professeurs. La Société, déjà convaincue du zèle et du désintéressement de ses membres, reçoit néanmoins avec satisfaction la nouvelle assurance que lui donnent en cette occasion les citoyens Lapeyre et Treyeran, de la disposition où ils sont de remplir ses vues bienfaisantes; le citoyen Cazéjus et plusieurs autres membres en répètent l'ancienne assurance et la Société délibère :

Que, dans le courant de l'année prochaine, il sera fait en son nom, soit dans le local des séances de la Société d'Émulation, soit dans tout autre qui sera jugé le plus convenable : 1° un cours d'anatomie par le citoyen Treyeran; 2° un cours d'opérations par le citoyen Lapeyre; 3° un cours d'accouchements par le citoyen Cazéjus. Ces citoyens seront suppléés au besoin par les membres de la Société, mais, comme il ne peut entrer dans les vues de la Société d'exclure aucun étudiant des cours d'instruction qui seront faits en son nom, elle invite la Société d'Émulation à se concilier avec les professeurs pour que personne ne soit privé de la faculté de les entendre.

Il sera écrit à la Société d'Émulation pour lui faire part des dispositions ci-dessus et la remercier de celle infiniment honorable par laquelle elle a dédié l'exercice public des élèves à la Société clinique et l'établit juge dès concours pour une distribution de prix.

La Société d'Émulation consentit volontiers à ce que les cours fussent ouverts au public et offrit pour les faire l'ancienne École de Chirurgie, à Saint-Côme; elle manifestait l'espoir que l'hospice André fournirait les cadavres nécessaires aux dissections.

Pour exécuter la promesse qu'elle avait faite de faire trois cours aux élèves de la Société médicale d'Émulation, la Société clinique dut demander à l'Administration départementale l'autorisation nécessaire. Nous avons trouvé dans les registres le rapport fait en réponse à la pétition adressée par la Société clinique :

Registre de l'Administration centrale du département. Séance du 12 vendémiaire an VI (3 octobre 1797). — Rapport sur une pétition de la Société clinique de Santé établie à Bordeaux par laquelle elle demande que l'Administration autorise les citoyens Cazéjus, Treyeran et Lapeyre, officiers de santé de la commune de Bordeaux, à faire leurs cours gratuits d'anatomie, de chirurgie et d'accouchements dans le ci-devant Collège de Chirurgie durant l'hiver prochain. Le rapporteur est d'avis que l'autorisation soit accordée. L'avis du rapporteur est mis aux voix et adopté.

Tels sont les renseignements que nous avons pu réunir sur la Société clinique de Santé; ils sont bien peu explicites et ne nous permettent guère de porter un jugement sur l'influence qu'elle a pu exercer soit sur les études médicales, soit sur l'exercice de la médecine.

La Société philanthropique de Santé fut fondée environ deux mois plus tard que la Société clinique, et le premier signe de vie qu'elle ait donné est la demande adressée par plusieurs officiers de santé à l'Administration centrale du département, dans sa séance du 8 thermidor an IV (16 juillet 1796) afin d'obtenir l'autorisation de se réunir en Société de Santé pour travailler au soulagement de l'humanité souffrante et aux progrès de la science. Voici le procès-verbal de la séance :

Plusieurs citoyens se présentent, ils exposent que leurs travaux habituels embrassent toutes les parties de l'art de guérir, ils ont formé le dessein de se réunir en Société de Santé pour porter des secours à l'humanité souffrante et travailler aux progrès de la science; ils réclament l'appui de l'Administration et la prient de concourir au succès de cette institution en lui accordant un local pour y tenir leurs séances publiques et particulières.

Le Président répond que l'Administration voit avec le plus vif intérêt se former autour d'elle des institutions aussi intéressantes pour l'humanité et qu'elle les favorisera toujours de tout son pouvoir; il ajoute qu'il se fera faire un rapport particulier sur l'objet de leur demande et qu'il s'empressera de statuer.

Dans la séance du 15 thermidor an IV (2 août 1796) fut fait le rapport sur la pétition précédente :

Un membre fait un rapport sur la pétition présentée le 8 courant par plusieurs officiers de santé qui désirent se former en Société philanthropique, par laquelle ils demandent un local pour y tenir leurs séances. Le rapporteur expose qu'il a lu le règlement de cette Société, qu'il n'a trouvé rien qui ne portât l'empreinte de la morale et de l'humanité et que l'Administration doit se faire un plaisir comme un devoir d'accueillir avec intérêt un établissement utile et de favoriser ses travaux; il propose en conséquence d'accorder aux citoyens qui composent la dite Société une salle de la maison des ci-devant Jacobins, sauf à décider ultérieurement s'il ne conviendrait pas qu'elle tînt ses séances dans le même lieu que l'autre Société du même genre déjà existante, mais à des jours différents.

Cette proposition est adoptée.

La Société avait pour but de soigner les pauvres, de rechercher les causes et les meilleurs traitements des maladies épidémiques, de poursuivre les charlatans et de chercher à détruire les erreurs et l'ignorance. Pour y parvenir, ses membres allaient visiter les pauvres, leur donnaient des consultations gratuites et se réunissaient pour discuter entre eux les divers points de la science, faisaient des conférences et enfin, pour encourager les médecins qui se livraient au professorat et leurs élèves, faisaient subir à ces derniers des concours, après lesquels la Société leur décernait des prix. Bien que nous n'ayons pu découvrir le règlement de la Société philanthropique, nous connaissons certains détails sur son organisation. Elle avait à sa tête un Président, qui était renouvelé tous les trois mois. Il y avait trois Comités : 1° un Comité de direction, composé du Président, du Secrétaire et de deux Secrétaires adjoints, du Trésorier et de six autres membres; 2° un Comité d'observation composé de quatre membres; 3° un Comité d'analyse avec cinq membres. Ses membres étaient divisés en associés ordinaires, associés honoraires et associés correspondants.

La Société devait se réunir en séance publique; nous avons trouvé dans les registres du département un document qui y a trait et qui porte la date du 6 pluviôse an V (25 janvier 1797) :

Plusieurs membres de la Société philanthropique de Santé se présentent et exposent que la Société se propose de tenir incessamment une séance publique et prient l'Administration de lui permettre de la tenir dans la salle où le district de Bordeaux tenait jadis ses séances.

L'orateur ajoute que la Société se fera un devoir de prévenir l'Administration du jour auquel cette séance publique aura lieu et qu'elle l'invitera à vouloir bien l'honorer de sa présence.

Le Président répond que l'Administration est bien aise de trouver l'occasion de prouver à la Société philanthropique l'intérêt qu'elle prend à ses travaux et le désir qu'elle a de concourir au succès de ses efforts en faveur de l'humanité souffrante; il ajoute que la Société peut compter sur la libre disposition de la salle qu'elle demande pour le jour qu'elle jugera à propos de choisir.

En vertu de cette autorisation, la Société philanthropique tint sa première séance, dans la salle mise à sa disposition, le 15 pluviôse an V (3 janvier 1797). Le Président était alors Archbold, au sujet duquel on nous permettra une petite digression. Archbold s'était présenté autrefois pour être agrégé au Collège des médecins, comme cela était indispensable pour exercer dans Bordeaux; mais malheureusement pour Archbold, les membres du Collège étaient extrêmement chatouilleux sur l'honorabilité professionnelle et Archbold avait à se reprocher d'avoir étudié et pratiqué un genre de traitement regardé alors comme entaché de charlatanisme, nous voulons parler du magnétisme auquel il s'était livré avec Fitz-Gibbon. Cette circonstance avait été cause qu'Archbold n'avait jamais été admis à l'agrégation, tandis que Fitz-Gibbon avait été exclu pour trois mois. Fort heureusement pour Archbold, la Révolution avait fait disparaître le Collège et modifié la manière de voir de ses membres, ce qui lui permit de devenir Président de la Société philanthropique de Santé.

Pour revenir à la première séance publique, disons que les autorités constituées, civiles et militaires, les professeurs de l'École centrale, les Sociétés d'Histoire naturelle et clinique de Santé et un nombreux public

y assistèrent. Le Président prononça un discours dans
lequel il indiqua les causes qui avaient nui à l'art de
guérir et exposa les projets de la Société. Les citoyens
Capelle, Villers, Betbeder, Lartigue, Caillau, Darles,
Dupont, Loustau, prirent successivement la parole
pour traiter différents sujets. Le citoyen Maugeret,
Commissaire du Directoire exécutif près l'Administration départementale de la Gironde, remercia la Société,
au nom de l'Administration et du Gouvernement, des
services qu'elle rendait à ses concitoyens, au public et
à la science. Le Président se fit l'interprète des sentiments de reconnaissance de la Société.

La Société, dont nous possédons la composition à
cette époque, comptait alors 58 membres associés ordinaires, 5 associés honoraires et 11 associés correspondants; elle s'occupa dès son origine d'observations
relatives à la topographie médicale du département.
Peu de temps après la tenue de sa première séance
publique, la Société reçut du Ministre de l'Intérieur
une lettre que l'on peut considérer comme sa reconnaissance officielle. Voici cette lettre :

*Le Ministre de l'Intérieur au citoyen Archbold, Président de
la Société philanthropique de Santé de Bordeaux, département de la Gironde.*

J'ai reçu, Citoyen, la lettre par laquelle la Société de
santé de Bordeaux m'a prévenu de sa formation.

Je n'ai pu voir qu'avec le plus vif intérêt des citoyens
distingués par leurs lumières se réunir librement, pour
se communiquer réciproquement leurs observations
théoriques et pratiques, les discuter et en tirer des
résultats utiles aux progrès de l'art de guérir, former
gratuitement des élèves et donner aux indigents des
consultations et des soins désintéressés.

Le vœu des Sociétaires et la manière dont ils se sont
organisés n'offrent que des vues sages et dignes d'en-

couragement; et comme les Lois et la Constitution autorisent ces sortes de réunions, je donne avec plaisir mon assentiment à celle-ci, j'applaudis au zèle des membres qui la composent.

S. et F.   *Signé :* BENEZECH.

Contresigné du Directeur général de l'Instruction publique,

GUINGUENÉ.

Le Comité d'observation de la Société philanthropique fit à la Société un rapport sur les maladies régnantes en germinal an V et constata de nombreuses rougeoles et des affections catarrhales; on y trouve une description très nette d'une épidémie de grippe, rien n'y manque que le nom. Ce compte rendu des maladies régnantes se faisait trimestriellement.

Lucadou avait succédé à Archbold comme Président; sous sa direction la Société s'occupa des nombreux charlatans qui exploitaient alors à Bordeaux la crédulité publique et, pour les combattre efficacement, elle fit connaître la composition de plusieurs de leurs remèdes, la poudre végétale antisyphilitique de Wanders, l'eau merveilleuse de Champin et une préparation d'antimoine. A l'instigation de la Société, la police s'occupa de faire exécuter les lois non abrogées.

Le deuxième volume du *Journal de Santé* de Capelle et Villers s'ouvre par une dédicace à la Société philanthropique, la voici :

A la Société philanthropique de Santé de Bordeaux, dont le zèle constant porte des secours dans le domicile de l'indigent, donne des consultations gratuites contre les maladies rebelles; surveille sans cesse les causes des maladies qui menacent ses concitoyens; expose dans des conférences instructives les moyens de les guérir et ceux de les prévenir; dévoile les mystères imposteurs des charlatans; recherche toutes les causes de mortalité;

hâte les progrès de l'art de guérir en appelant et en réfléchissant les lumières.

Nous avons cru devoir reproduire cette dédicace, qui résume d'une manière nette le but de la Société philanthropique.

N'oubliant aucun des points visés dans son programme; les 13 et 14 fructidor an V (30 et 31 août 1797) la Société fit subir un examen public aux élèves de Moulinié, sur l'anatomie, la physiologie, la médecine opératoire et accorda trois prix aux élèves Seguy, Giraudeau et Simon. A la suite de cette séance, la Société décida qu'à l'avenir les élèves de tous les professeurs en médecine de Bordeaux seraient admis à concourir.

La deuxième séance publique de la Société eut lieu le 23 ventôse an VI (13 mars 1798). La Société avait cru devoir changer son nom, elle avait pris celui de *Société de Médecine de Bordeaux*. Voici les raisons données par le Secrétaire Capelle pour expliquer ce changement :

La Société philanthropique a changé, dit-il, cette première dénomination contre celle de *Société de Médecine*. De grands exemples auraient pu seuls suffire à une pareille détermination, elle a joint à ce motif des raisons plus solides, la crainte d'égarer l'opinion en se faisant attribuer une mission qu'elle n'avait pas; une plus grande convenance de ce nouveau nom avec des travaux continuellement dirigés vers la guérison des maladies.

Dans cette seconde séance publique, le Président Caillau fit ressortir l'utilité des Sociétés pour les progrès des sciences. Après lui, Capelle, Lucadou, Lartigue, Dupont, Villers, Bethéder, Duburg, Nouvel, traitèrent divers sujets. A la fin de la séance, le Président annonça que la Société décernerait à la fin de l'année des prix aux élèves des divers professeurs en médecine de Bordeaux.

Dans le rapport de Capelle sur les travaux de la Société depuis sa première séance, on voit qu'elle s'est occupée de questions importantes : les maladies régnantes, la mortalité exagérée des enfants à Bordeaux, le danger du marais de la Chartreuse et des eaux stagnantes du fort Louis, des charlatans, des services à donner aux noyés, des eaux minérales de Cabanac. La Société a donné, en outre, de nombreuses consultations gratuites, ses membres ont soigné des indigents à domicile, entre autres les malheureuses familles des pêcheurs français chassés de Saint-Pierre-et-Miquelon et recueillis à la Chartreuse. Les travaux de la Société se sont étendus à d'autres objets, des membres correspondants ont fourni des mémoires qui ont nécessité des rapports, des livres reçus ont été analysés; enfin des expériences sur l'action galvanique de certains métaux ont été répétées. Il ne faut pas oublier de

mentionner que la Société a fait des efforts constants pour obtenir du Corps législatif l'établissement à Bordeaux d'une École de Santé. Elle lui a même adressé une pétition dans ce but, après l'avoir fait appuyer par la Société clinique de Bordeaux. Nous avons trouvé dans les archives de la Société de Médecine la lettre par laquelle la Société de Médecine envoie sa pétition à la Société clinique. Ses sollicitations, dit le Secrétaire, n'ont pas encore été couronnées de succès, malgré les puissants motifs sur lesquels elles étaient fondées; elle ne désespère point cependant de voir cette cité obtenir à la fin cet établissement nécessaire à sa grande population, à sa marine et à tous les départements qui l'environnent à quarante lieues de rayon.

C'est à peu près à cette époque que la Société de Médecine, qui jusqu'alors avait tenu ses séances dans l'ancien couvent des Jacobins ou Dominicains, se vit forcée d'abandonner ce local à l'Administration des Subsistances militaires; elle adressa alors une pétition à l'Administration centrale du département, lui demandant la grande salle du rez-de-chaussée de la Bibliothèque nationale.

Un arrêté du 24 ventôse an VI (6 juin 1798) lui en accorda l'usage.

La Société clinique qui, depuis sa fondation, jouissait de cette salle, protesta auprès de l'Administration, qui se trouva fort embarrassée et qui, considérant que les deux Sociétés avaient le même but, jugea qu'elles le rempliraient d'une manière plus efficace en réunissant leurs efforts. Elle rapporta les arrêtés attribuant la même salle aux deux Sociétés et l'accorda provisoirement aux officiers de santé qui voudraient se réunir en une seule et unique Société. Elle chargea un certain nombre de ces médecins de se concerter pour se réunir selon les désirs de l'Administration centrale.

La Société clinique de Santé et la Société philanthropique de Santé, devenue Société de Médecine, avaient achevé leur courte existence; une nouvelle Société de Médecine, plus viable que ses aînées, allait prendre naissance.

Dr G. PERY.

Bordeaux. — Imp. G. Gounouilhou, rue Guiraude, 11.

Extrait des *Mémoires et Bulletins de la Société de Médecine et de Chirurgie de Bordeaux* et du *Journal de Médecine de Bordeaux*.